CONSIDÉRATIONS

SUR LA NATURE ET LE TRAITEMENT

DES PARALYSIES

CONSÉCUTIVES AU CROUP

PAR

A.-R. FELHOEN,

Docteur en médecine de la Faculté de Paris.

PARIS

A. PARENT, IMPRIMEUR DE LA FACULTÉ DE MÉDECINE
31, RUE MONSIEUR-LE-PRINCE, 31

1875

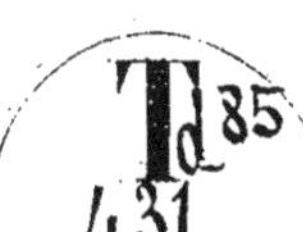

CONSIDÉRATIONS

SUR LA NATURE ET LE TRAITEMENT

DES PARALYSIES

CONSÉCUTIVES AU CROUP

PAR

A.-R. FELHOEN,

Docteur en médecine de la Faculté de Paris

BIBLIOTHÈQUE NATIONALE R.F. IMPRIMÉS.

DÉPÔT LÉGAL
Seine
n° 7054
1875

PARIS

A. PARENT, IMPRIMEUR DE LA FACULTÉ DE MÉDECINE

31, RUE MONSIEUR-LE-PRINCE, 31

1875

Td 85
431

A LA MÉMOIRE

DE MON PÈRE

———

A MA MÈRE

A MES PARENTS

A MES AMIS

A MON PRÉSIDENT DE THÈSE :

M. LE PROFESSEUR LORAIN

CONSIDÉRATIONS

SUR LA NATURE ET LE TRAITEMENT

DES PARALYSIES

CONSÉCUTIVES AU CROUP.

INTRODUCTION.

Le croup est une localisation dans le larynx et la trachée d'une maladie générale, spécifique, que, depuis Bretonneau, l'on désigne sous le nom de *diphthérie*, et qui est caractérisée par la production assez rapide de fausses membranes au niveau des parties affectées. Fréquemment, à sa suite, surviennent des paralysies diverses quant au siége et à la forme. C'est l'étude de ces complications tardives que je me propose d'entreprendre, n'ayant pour but que de chercher à préciser la nature du mal, en déclinant toute prétention à l'originalité. Le sujet n'est pas neuf, en effet, et, dès l'antiquité, ces paralysies consécutives avaient été observées dans des maux de gorge de nature toute spéciale. Toutefois, les discussions soulevées pour expliquer leur production, les nombreux cas de croup suivis de paralysies, qu'il m'a été donné d'observer dans divers services hospitaliers ou dont la relation m'a été obligeamment communiquée, m'ont engagé à faire quelques recherches sur cette question encore tant controversée.

Qu'il me soit permis, d'abord, d'exprimer toute ma gratitude à M. le Dr Windriff de Cassel (Nord), pour la bienveillance avec laquelle il m'a toujours aidé de son expérience et de son savoir.

Le croup, cette manifestation d'un seul et même mal, *la diphthérie*, était certainement connu des anciens ; il n'y a que le mot qui soit nouveau (*Crowp*, usité en Ecosse pour désigner la membrane qui recouvre la langue chez les poules affectées de pépie. — Fr. Home). Il est donc logique de supposer que les paralysies diphthériques ont été également observées sans que la relation de cause à effet ait toujours été notée. Hippocrate (*de morbis*, lib. II, cap. ix, et lib. III, cap. x) confond évidemment le croup avec plusieurs sortes d'angine, et dans le VIe livre des Epidémies, il dit avoir observé à Périnthe une expulsion de matières dures et sèches avec trois ordres de phénomènes : angine, nyctalopie et paralysie. Arétée (*de tonsillarum ulceribus* dans le *de morbis acutis*, lib. I, cap. ix) parle bien de productions gangréneuses membraneuses, mais il ne mentionne pas de paralysies consécutives. Cælius Aurelianus a nettement observé la paralysie du voile du palais. On lit, en effet, dans le chapitre *de angina* (*acutis morbis*) qu'il a vu des enfants rejeter les aliments par le nez ; il est permis de croire ici que cette observation remonte à un temps bien plus reculé, car cet Aurélien passe pour n'être que le copiste ou le traducteur de Soranus d'Ephèse. Au reste, si le symptôme paralysie n'a pas toujours été reconnu, du moins la connaissance de la maladie date d'une époque très-éloignée, car Macrobe (*Saturnal.*, lib. I, cap. x) rapporte, d'après Julius Modestus, que l'on fit à Rome des sacrifices à la déesse Angéronie « parce que le peuple romain fut délivré, après avoir formé des vœux, d'une maladie qu'on appelle angine, ayant duré très-longtemps et fort meurtrière pour les enfants (Morgagni, Lettre 63). » Les auteurs des siècles suivants, les Arabes, les médecins du moyen âge, n'ont laissé aucun document pouvant servir à l'histoire des manifestations diphthériques ; il faut en excepter toutefois Aétius Amidenus, qui vivait au ve siècle.

A partir de cette époque jusqu'au xvie siècle, l'histoire de la diphthérie reste complètement obscure ; ce n'est qu'en 1580 qu'on trouve mention de troubles du système sensitivo-moteur dus à l'angine : *paralyticis ab angina non totum corpus resolvitur, sed usque ad manus duntaxat* (Nicolas Lepois, cité par M. Gubler). En 1576, Baillou ou Ballonius avait bien reconnu les caractères anatomiques de la maladie, c'est-à-dire l'existence de la fausse membrane, mais sans insister sur la nature des symptômes. Les auteurs qui viennent après lui ne signalent pas non plus les paralysies consécutives, à l'exception peut-être de M.-A. Severin (1641) qui, indiquant comme pouvant faire suite à la maladie l'adynamie et un état prolongé d'imbécillité, semble avoir entrevu l'existence de la paralysie diphthérique.

Dans l'épidémie de croup qui régna à Paris, en 1743-1748, Malouin et Chomel, l'ancien, ont parfaitement observé la paralysie du voile du palais ; Chomel a même noté un cas de strabisme consécutif à la maladie (*Dissertation historique sur l'aspect du mal de gorge gangréneux*). Dans le même temps, Ghizi de Crémone (1747-1748) retrouve le phénomène pathognomonique, la fausse membrane, et remarque aussi la paralysie du voile du palais ; il dit avoir observé des enfants chez lesquels les aliments retournaient par les narines, et dont la voix restait nasonnée assez longtemps après la guérison. En Angleterre, Fothergill (1748), Huxam (épidémie de Plymouth (1751-53, *Dissertation sur les maux de gorge gangréneux*) décrivent la maladie, mais ne parlent pas de paralysie compliquant sa convalescence. Plus tard Fr. Home (1765), Rush (1770), Crawfort (1771), Michaëlis (1.778), Bayley (1781), S. Bard (1784) étudient aussi l'angine couenneuse et le croup, sans avoir remarqué, il me semble, les paralysies, mais plutôt la diphthérie généralisée. Que je n'oublie pas Marteau de Granvilliers qui, dans une épidémie de croup sévissant à Aumale, en 1767 et 1768, observe, comme Choméi, la paralysie du voile du palais ; J. Quarin qui rapporte un cas de paralysie de l'œsophage, accompagné de chûte de la paupière supérieure, consécutivement à une angine ; il appelle cette dernière, *angine paralytodée* (Ch. Daremberg, *Histoire des sciences médicales*, t. II).

En 1807, un ordre daté du quartier général de Finckenstein, le 4 juin, met au concours l'étude du croup. Un fils de la reine Hortense, auquel Napoléon portait certainement beaucoup plus d'attachement que le roi Louis de Hollande, venait d'être atteint de cette maladie. Dans ce concours, terminé, en 1809, et dont Jurine et Albers se partagèrent le prix, la nature du croup n'est pas encore bien démontrée, mais l'existence des paralysies consécutives, surtout celles du voile du palais, y est nettement indiquée.

Enfin, en 1836, Bretonneau, dans son *Histoire de la diphthérie*, distingue si bien les phlegmasies pelliculaires des autres inflammations, que de son livre date la vraie connaissance de la maladie. Après lui, Trousseau, Guersant, Blache, nombre de savants français et étrangers recherchèrent et recueillirent avec soin les cas de paralysie consécutive au croup.

Malgré ces nombreux et remarquables travaux, la question est encore obscure aujourd'hui, et l'on se demande si l'on est bien en droit de faire une espèce particulière du groupe des paralysies diphthériques. Après avoir étudié la nature de ces paralysies et les altérations que présentent les diverses parties affectées, je crois qu'elles ne doivent être attribuées qu'à une manifestation spéciale de l'intoxication diphthérique.

CAUSES ET FRÉQUENCE DES PARALYSIES CONSÉCUTIVES AU CROUP.

Les paralysies consécutives au croup sont depuis quelque temps si fréquentes qu'il est tout naturel de supposer une connexion intime entre le symptôme paralysie et l'intoxication dyphthérique. Non pas que des phénomènes analogues ne puissent se montrer dans d'autres maladies aiguës, comme le choléra, la dysentérie, la fièvre typhoïde, les fièvres éruptives, des inflammations franches, telles que l'angine tonsillaire, l'herpès guttural, la pneumonie ; M. Gubler a trop bien démontré l'existence de ces faits. Cependant la paralysie diphthérique existe parfaitement, ainsi que je tâcherai de le prouver ; les symptômes, la marche peuvent n'avoir rien de pathognomonique, mais la cause est spécifique. Les observations sont trop nombreuses pour qu'on puisse mettre en doute cette cause, et les travaux de

Trousseau et Maingault (1860), de MM. Vulpian et Charcot (1862), Collin, Gée, Lallement (1864), Billard (1865),
Tavigot (1866), Paterson (1866), Philippeaux (1867),
Bühl (1867), Bailly (1872), nous montrent ce genre spé-
cial de paralysies, différant de toutes les autres par la
fréquence, la cause, la forme, le siége et la marche.

Au moment où le mal diminue, où la convalescence
commence, il survient tout à coup des paralysies qui
suspendent la guérison, prolongent la convalescence
et même causent la mort par leur persistance ou l'im-
portance des organes atteints. Les données sur la fréquence de ces accidents sont fort approximatives, il est
vrai; mais, si l'on réfléchit que beaucoup de malades
quittent l'hôpital dès le commencement de leur convalescence et sont ainsi perdus de vue, qu'un grand nombre de sujets meurent avant que les symptômes de la
paralysie aient eu le temps de se manifester; si, d'un
autre côté, comme l'a fort bien établi M. Roger (*Arch.
génér. de méd.*, 1862, t. I), l'on considère la fréquence
bien moindre de paralysies à la suite de toute autre maladie aiguë, on sera en droit de faire des paralysies diphthériques une classe particulière. Et, si la donnée de leur
plus grande fréquence n'a qu'une valeur relative, il faut
avouer qu'elle est un signe de présomption très-utile
pour le diagnostic. Sur 210 cas, M. Roger a observé
36 fois la paralysie consécutive; 27 fois elle était locali-
sée à l'isthme du gosier. Cette proportion de 17,14 pour
100 est énorme, et malgré les observations de M. Gubler, il est impossible de comparer ce genre d'accidents
à ceux qui succèdent à diverses autres maladies aiguës,
et dont la proportion n'est guère que de 0,50 à 1 pour
100. Au reste, des nombreuses observations faites par

MM. Roger, Garnier, Bouillon-Lagrange, Lemarié, etc.,
il résulte que la proportion des paralysies diphthériques
n'a jamais été inférieure à 10 pour 100. Sur 84 cas de
croup que m'a communiqués M. le Dr Windriff, il y
eut 11 paralysies consécutives.

De nouvelles recherches sont nécessaires pour élu-
cider cette question, et le signe fréquence, comme
les déductions de la statistique, ne renferme qu'un certain degré de certitude ; c'est, toutefois, un élément des
plus essentiels pour la détermination d'une espèce no-
sologique nouvelle, et l'existence de cet élément me paraît parfaitement établie.

Quelles sont maintenant les causes qui produisent
les paralysies consécutives au croup, et comment se
propagent-elles ? On a prétendu qu'elles étaient dues
à la violence de l'inflammation ; mais alors on constate-
rait bien plus souvent la paralysie après des laryngites
simples, aiguës, et nous avons vu plus haut combien
les paralysies diphthériques ont, sur les paralysies consécutives aux autres angines, une écrasante supériorité
de nombre qui les distingue. On a dit aussi qu'elles
dépendent de l'albuminurie, mais on s'aperçoit bien
vite qu'il n'y a aucun rapport entre ces deux symptômes. Les paralysies seraient-elles analogues à celles
qui suivent les asphyxies par la vapeur du charbon,
ou par une occlusion des voies respiratoires ? Car le
Dr Faure (*Arch. gén. de médec.*, 1856, t. VII) a prouvé
que, dans ces deux cas, tous les phénomènes ne dépen-
daient que des troubles de l'hématose. Mais, répond
M. Roger (*Bul. de la Société de Méd. des Hôpitaux*, 1859),
cette paralysie n'est pas plus commune dans le croup,
où l'asphyxie est plus ou moins complète, que dans l'an-

gine couenneuse, où les phénomènes de suffocation sont beaucoup moins marqués ; de plus, ce n'est pas à la période asphyxique de ces affections, c'est pendant la convalescence, qu'on voit se développer les troubles de l'innervation.

Faut-il les rattacher à l'état de débilité de l'économie, à un état asthénique, comme dit M. Gubler ? Bien rarement, je crois, le grand épuisement du malade doit être invoqué comme cause de la paralysie diphthérique. La doctrine de l'asthénie, du reste, ne pourrait expliquer ces paralysies qui surviennent sans qu'il y ait eu dénutrition des tissus et épuisement général des forces. Il vaudrait mieux les regarder comme le résultat de l'intoxication de l'économie par le principe morbide qui donne lieu à la diphthérie elle-même. Dans le croup, en effet, Millard a observé une altération toute particudu sang, qui est devenu entièrement brun et semblable à du jus de pruneaux ou de réglisse ; il tache les doigts comme la sépia, et les caillots qu'il forme sont mous et peuvent être comparés à du résiné cuit. Cette altération du sang est un indice flagrant de septicité.

Depuis l'observation fort intéressante, rapportée en 1862, par MM. Charcot et Vulpian, la question a fait d'immenses progrès. Il s'agissait d'une paralysie diphthérique, à une période avancée du croup ; à l'autopsie, on constata des altérations locales des nerfs et une degénérescence graisseuse des fibres musculaires. Plus tard, en 1867, L. Bühl (*Zeitschr. für Biologie*, Band III) vient confirmer les observations de MM. Charcot et Vulpian et démontrer de nouveau l'infiltration des nerfs, à la suite de la diphthérie. De l'autopsie qu'il fit, et dans laquelle il observa l'infiltration diphthérique des gaînes

nerveuses, étendue aussi au tissu conjonctif interstitiel,
de cette autopsie, dis-je, Bühl conclut ainsi : « La diphthérie est caractérisée par une prolifération nucléaire du
tissu conjonctif qui détermine, dans les gaînes nerveuses, des infiltrations partielles, pouvant étreindre le
faisceau et en entraver la fonction. Ces altérations ne
se produisent pas tout d'abord ; elles sont d'apparition
tardive, etc. »

Les lésions nerveuses, considérées comme cause des
paralysies consécutives au croup, ne peuvent plus être
l'objet d'un moindre doute ; dans le nouveau dictionnaire de médecine, MM. Lorain et Lépine disent avoir
également observé un cas semblable. Mais le voile du
palais seul n'est pas atteint de paralysie ; il faudrait
donc prouver que les mêmes lésions ont été observées
pour les paralysies ayant un antre siége. Je ne pense
pas que des recherches aient été dirigées de ce côté :
toutefois je trouve dans la thèse de M. Bailly (1872) un
cas dû à M. Liouville, et qui fait supposer que les autres
accidents paralytiques ont également pour cause une
lésion matérielle des filets nerveux : « Sur un sujet mort
asphyxié, dans le cours d'une paralysie diphthérique,
on trouve les nerfs phréniques altérés à la façon des
nerfs palatins, dans l'observation de MM. Charcot et
Vulpian. Le degré de l'altération était seulement un
peu moins avancé. »

Tel n'est pas l'avis de M. Brown-Séquard, ni de M. G.
Sée. Tout en reconnaissant dans le croup une altération du sang pouvant occasionner un certain degré
de paralysie, M. Brown-Séquard veut que les paralysies
diphthériques soient des paralysies réflexes produites
par la contraction des vaisseaux sanguins dans les

centres nerveux, dans les nerfs moteurs ou dans les muscles, d'où résulteraient l'insuffisance de nutrition et l'atrophie des muscles. M. G. Sée admet aussi une action réflexe, mais d'une action particulière ; par suite d'une lésion organique ou dynamique, il se produirait une anesthésie qui ne permettrait plus aux nerfs moteurs correspondants de produire leur action habituelle.

Cette théorie de la paralysie réflexe a été vivement combattue par d'illustres praticiens, entre autres, par MM. Charcot et Vulpian ; elle laisse, en effet, un grand nombre de desiderata et ne rend pas compte de tous les phénomènes. L'hypothèse de l'altération nerveuse paraît bien mieux expliquer la pathogénie des paralysies consécutives au croup et permet de comprendre, tout d'abord, que les expressions anatomiques de l'infection diphthérique ne sont pas en rapport avec les phénomènes de la période aiguë de la maladie. Il y a donc à invoquer, dans tous les cas, une action spéciale du virus diphthérique, action dont l'expression anatomique est une infiltration des troncs nerveux, se produisant lentement et aboutissant, ordinairement, à une résorption complète. C'est ainsi qu'il est possible d'expliquer, d'une manière satisfaisante, le début, la marche, les divers siéges, la durée des accidents paralytiques et d'interpréter aisément la douleur si souvent signalée. les fourmillements, les hyperesthésies, et surtout la conservation si complète de l'intelligence.

DU SIÉGE ET DE LA MARCHE DES PARALYSIES CONSÉCUTIVES AU CROUP.

Les paralysies consécutives au croup présentent ordinairement dans leur évolution une marche très-régulière. Ainsi, elles siégent d'abord au voile du palais, pour se porter ensuite sur les muscles de l'œil et de la paupière, descendre aux membres inférieurs, puis remonter aux membres supérieurs et aux muscles du tronc et du thorax. Cette régularité n'est pas constante, et pour le démontrer, il suffit de citer le cas rapporté par Paterson et consigné dans l'article *Diphthérie*, du nouveau Dictionnaire de médecine.

OBSERVATION I. — Un paysan introduit dans la gorge de son enfant, atteint de diphthérie, son index blessé. Une ulcération se produisit sur ce doigt, puis survinrent des symptômes graves, et un mois plus tard, se montra une paralysie généralisée des membres, sans que les muscles du pharynx eussent été atteints. (Paterson, d'après MM. Lorain et Lépine.)

La paralysie du voile du palais peut exister seule, ou accompagnée de troubles visuels seulement, ou de toute autre forme paralytique ; elle peut aussi ne pas exister du tout, quoique d'autres fonctions soient atteintes ; il peut se faire encore que l'ordre dans la production des accidents paralytiques consécutifs soit complètement interverti. De plus, les paralysies légères, telles que celles de l'isthme du gosier, peuvent apparaître avant la terminaison du croup, pour disparaître dans les premiers jours de la convalescence et céder la place à des paralysies beaucoup plus graves. Enfin, j'ai pu constater que, dans des cas de paralysie diphthérique généralisée, tel membre, frappé aujourd'hui, revenait bientôt à son

état normal et que l'accident allait frapper le côté op-
posé ; il y avait en quelque sorte une mutabilité, une
manière de va-et-vient d'une région à une autre avec
annulation plus ou moins complète de la contractilité
musculaire. Je vais rapidement parcourir les divers siéges, les formes variées de ces paralysies, ne me fondant
pour les décrire que sur les observations que j'ai notées
ou qui m'ont été communiquées.

I. *Paralysies pharyngo-palatines.*— De tous les accidents
consécutifs au croup qui affectent le système sensitivo-
moteur, il n'en est pas de plus fréquents que ces paralysies pharyngo-palatines, qu'elles soient complètes ou
incomplètes. La durée n'en est généralement pas longue, et la terminaison presque toujours heureuse.

Obs. II. — A... (Marie), âgée de 12 ans, atteinte de croup le
18 novembre 1872 pendant une épidémie très-meurtrière qui a ré-
gné à Cassel (Nord) dans l'hiver 1872-73. Tout danger imminent a
disparu le 5 décembre, mais on constate qu'elle parle du nez et
que les aliments liquides qu'on lui donne sont rejetés par les narines. En examinant la gorge, on voit que le voile du palais et la
luette restent complètement immobiles, même quand on les touche
ou qu'on les pique. — Etat général très-bon ; toutes les fonctions
s'accomplissent normalement. — Toniques, sulfate de strychnine,
0,10 centigr. en 20 pilules à prendre une par jour. Guérison complète le 12 janvier 1873.

Obs. III. — Antoine B..., 9 ans, entre à l'hôpital des Enfants,
salle Sainte-Catherine, vers la fin de février 1875. Je n'ai l'occasion
de le voir que le 7 mars suivant. Il est guéri de son croup, mais je
constate le nasonnement de la voix et le rejet des boissons que je
lui donne ; en examinant la gorge, pas de fausses membranes, mais
une haleine très-fétide. Les ganglions sous-maxillaires sont très-
engorgés, surtout à gauche. Beaucoup d'albumine dans les urines.
Le 9. Les fausses membranes se sont reproduites sur les amyg-
dales et sur la luette qui est comme encapuchonnée. L'engorgement ganglionnaire est un peu moins prononcé ; la déglutition
est très-douloureuse ; les boissons reviennent par le nez, et la voix
est nasonnée ; pouls petit ; inappétence ; prostration des forces. — A
l'intérieur, chlorate de potasse, vin de quinquina ; localement ba-
digeonnage avec le jus de citron et gargarisme au chlorate.

Felhöen.   2

Les 10, 11. Même état.

Le 12. Diminution de l'engorgement ganglionnaire avec persistance de la paralysie palatine. Même traitement.

Les 13, 14. Disparition de l'engorgement ganglionnaire ; la muqueuse de l'arrière-gorge est rouge foncé ; la paralysie persiste et le malade dit éprouver des fourmillements dans les jambes et accuse une grande faiblesse.

Le 15. Amélioration très-sensible ; encore un peu d'albuminurie dans les urines ; appétit revenu ; pouls plein.

Les 16 et jours suivants, amélioration constante ; les forces sont revenues, mais la paralysie persiste toujours ; les membres inférieurs ne sont pas atteints, car le malade marche facilement. Ses parents viennent le chercher le 21.

Je vais produire maintenant une troisième observation de croup avec paralysie palatine consécutive et mort du sujet. Une aphonie complète, persistant après a disparition des symptômes de la période aiguë avait attiré mon attention, et, sur la demande faite par les élèves du service, il fut procédé à l'autopsie. Voici les résultats remarquables donnés par l'examen nécropsique.

Obs. IV. — C. B..., **6 ans et demi, entre dans le service de M. Roger**, salle Saint-Louis, au mois de mars 1874. Il est atteint du croup qu'il a contracté chez lui en jouant avec son frère qui y a succombé il y a trois jours. Grâce à un bon traitement, les symptômes aigus disparaissent en quelques jours ; cependant il reste une aphonie complète, et à l'examen de la gorge on constate que le voile du palais est insensible, immobile, et que la luette, également insensible, est déviée à gauche. Cet état persiste jusqu'au 27 mars. Le 28, frisson ; le malade est en somnolence ; les forces sont prostrées ; le pouls presque imperceptible ; épistaxis. La mort survient le soir à neuf heures.

A l'autopsie, faite trente-six heures après la mort, on constate des altérations diverses dans les muscles du larynx. Les muscles extrinsèques sont un peu pâles, infiltrés de quelques granulations graisseuses. A l'ouverture du larynx, on voit les muscles thyro-aryténoïdiens extrêmement gonflés et d'une couleur feuille morte ; ils sont devenus très-friables. Portées sur le champ du microscope, on s'aperçoit que les fibrilles ont augmenté de volume et qu'elles contiennent de nombreuses granulations jaunâtres qui disparaissent dans l'éther et le chloroforme. Il y avait donc ici une altération graisseuse des muscles intrinsèques qui explique l'aphonie persistante, et qui fait que le larynx, au lieu d'avoir une action exagérée ainsi que d'ordinaire, a présenté au contraire une force de contraction moins considérable, une paralysie plus ou moins complète.

Il peut arriver qu'en même temps que paraît la paralysie du voile du palais, l'on observe divers troubles du langage, dus à une paralysie partielle de la langue. Pour ma part, je n'ai jamais constaté ce fait que je crois devoir être fort rare ; mais Maingault, Billard rapportent plusieurs cas de croup à la suite desquels la langue devenait tantôt tremblotante et comme difficile à mouvoir, tantôt se trouvait dans l'impossibilité d'articuler certains mots. M. Windriff m'a cité un cas analogue, et il comparait la langue du malade à ce qu'elle est chez un sujet atteint de paralysie générale progressive. Ces phénomènes tiennent-ils à une paralysie des muscles de la langue, ou bien ne sont-ils dus qu'à la paralysie pharyngo-palatine ? Il est bien difficile de résoudre cette question ; il est assez probable toutefois que la langue est atteinte elle-même, surtout quand on la voit déviée et tremblotante, quoique la paralysie du voile du palais suffise pour expliquer l'aphasie plus ou moins complète.

II. *Paralysies des muscles de l'œil.* — Après les accidents paralytiques du côté de l'isthme du gosier, consécutifs au croup, il n'en est pas de plus fréquents que ceux qui se manifestent du côté de l'œil ; tantôt les muscles propres sont seuls atteints ; tantôt la paupière est également affectée ; tantôt enfin le nerf optique n'exécute plus sa fonction. Ces lésions visuelles avaient déjà été observées plusieurs fois il y a de longues années, soit par J. Quarin qui cite un cas de chute de la paupière, soit par Chomel l'ancien, qui avait observé un cas de strabisme. Cependant, ce n'est que depuis peu que l'attention a été portée sur ce sujet.

Les troubles visuels ne se présentent pas tous de la même manière et au même degré. Ainsi, tandis que le strabisme est rarement observé, la cécité complète ou incomplète l'est un peu plus, puis viennent par ordre de fréquence : le presbytie et la myopie. De nombreuses observations ont été rapportées par Maingault, Faure, Trousseau, Donders d'Utrecht, etc ; je ne puis qu'y renvoyer, me contentant de donner ici les faits que j'ai moi-même constatés.

Obs. V. — Françoise V..., 13 ans, vient à la consultation de M. Roger au mois de mars 1874 ; depuis huit ou dix jours elle se plaint de voir trouble et de ne plus distinguer les objets comme auparavant. Comme elle a la voix nasonnée, on soupçonne aussitôt que les troubles visuels qui l'affligent sont consécutifs à la diphthérie. En effet, en l'interrogeant, elle raconte qu'il y a près de deux mois elle a eu le croup, qu'elle a été guérie chez elle par un médecin de la ville, mais que cinq ou six jours après elle ne pouvait rien boire sans rejeter par le nez ; que du reste plusieurs enfants de son âge ont été malades comme elle dans son voisinage et qu'elle a perdu un de ses frères âgé de 7 ans. Elle ajoute qu'il lui arrive souvent après avoir bien distingué un objet de ne plus l'apercevoir que placé loin d'elle et quelquefois de ne plus le voir du tout. Quand on l'examine, on remarque aussitôt que la malade ne reste point maîtresse des mouvements des yeux et que les pupilles ne se dirigent pas avec ensemble vers les objets fixés ; il en résulte une sorte de regard étonné et sans expression qui ne va pas cependant jusqu'au strabisme. Les pupilles sont contractiles ; mais la droite paraît un peu plus dilatée que la gauche. On ne constate aucune lésion des yeux.

Obs. VI (communiquée par Windriff). — Victorine D..., 10 ans et demi, a eu le croup le 23 mars 1873. Elle est complétement guérie le 15 avril suivant ; mais depuis cette époque, les objets lui paraissent couverts de brouillard et elle ne les aperçoit que placés près d'elle ; encore sa vue ne s'exerce-t-elle que sur des objets d'un certain volume. Il n'y a pas de photophobie. Cet état persiste assez longtemps jusque vers les 8 ou 10 mai où il lui est arrivé de ne distinguer aucun des objets qui l'entourent. A l'examen, les

pupilles sont régulières, très-dilatées ; le fond de l'œil est noir. Par
des toniques et des pilules de strychnine, ces phénomènes disparaissent complétement au bout de douze jours. Il y avait eu ici un
degré trés-prononcé d'insensibilité de la rétine ou du nerf optique‘
cause des amblyopies consécutives au croup.

III. *Paralysies des membres supérieurs et inférieurs.
Paralysies généralisées.* — Il a déjà été dit que, dans l'ordre de succession des accidents paralytiques consécutifs au croup, les membres inférieurs, puis les membres supérieurs, étaient plus tardivement atteints, mais
que cette loi souffrait de nombreuses exceptions. Tantôt la paralysie occupe la totalité ou la presque totalité
des organes qui en sont susceptibles ; tantôt elle est bor-
née à une seule moitié du corps, à un seul membre,
même à un seul ordre de muscles ; tantôt enfin, elle
peut être croisée, mais d'une manière intermittente.
Les observations suivantes montreront en effet ces dis-
positions bizarres qui caractérisent les paralysies diphthériques.

Obs. VII.(Paralysie des membres inférieurs, service de M. Roger,
salle Saint-Louis, n° 9.) — Le 6 mars au matin entre au service de
M. Roger, à l'hôpital des Enfants, un jeune garçon de 7 ans qui
deux mois auparavant avait cté atteint du croup pour lequel il avait
été soigné dans la même salle. Vers le 15 février, ses parents s'a-
perçurent qu'il ne marchait plus aussi bien, qu'il traînait les jambes
et quelquefois se laissait tomber. A son entrée à l'hôpital, l'enfant
est très-faible sur ses jambes ; il a à peine la sensation des objets
sur lesquels il marche. Sensibilité diminuée ; contractilité musculaire affaiblie.

L'enfant est soumis à un régime tonique : quinquina, viandes
rôties, bains sulfureux et électrisation deux fois par jour. Au bout
de trois semaines, la jambe droite a complètement recouvré sa
force primitive, la gauche seule reste encore un peu paresseuse.
Le 15 avril, l'enfant sort entièrement guéri.

J'avais pu observer quelque temps auparavant, dans
la salle Sainte-Catherine, service de M. Bouchut, un
cas entièrement analogue. Il s'agissait d'une paralysie

incomplète chez un enfant récemment guéri du croup
et d'albuminurie consécutive.

Obs. VIII. (Paralysie des extenseurs des doigts de la main droite,
(juillet 1864.) — Dans le courant du mois de juillet 1864, M. le
Dr Windriff fut appelé pour soigner un jeune homme atteint d'angine couenneuse qui s'étendit bientôt au larynx. La convalescence
fut fort longue et quand M. Windriff revit son malade au mois de
novembre suivant, il y avait encore un état adynamique prononcé.
A cette époque le malade se plaint de fourmillements aux mains;
quelques jours plus tard, il ne se sent plus de force dans le bras
droit qu'il laisse retomber quand on le soulève ; en même temps il
présente tout à fait la disposition en griffe que l'on observe dans les
paralysies saturnines ; les extenseurs de la main droite sont para-
lysés et les doigts sont fortement fléchis vers la paume de la main
— Régime tonique; vésicatoires pansés avec la strychnine. Guérison
au bout de cinq semaines, grâce peut-être aux bains froids et aux
affusions froides sur le dos ordonnées pendant tout le traitement

Obs. IX. (Paralysie généralisée, service de M. Barthez, hôpital
Sainte-Eugénie.) — Le 20 décembre 1873, entre à la salle Benja-
min, n° 8, service de M. Barthez, un enfant de 12 ans qui trois mois
auparavant avait été atteint du croup et soigné dans sa famille.
Depuis une quinzaine de jours les parents se sont aperçus et l'enfant
lui-même qu'il parlait du nez et que les boissons qu'il prenait étaient
toujours rejetées. En même temps sa vue s'est troublée au point de
ne pouvoir distinguer complètement les objets pendant le jour,
sans cependant que la lumière l'incommodât; de plus, il s'est aperçu
qu'il n'avait plus de force dans les jambes et que même les objets
qu'il prenait à la main ne lui donnaient qu'une vague sensation.
Il dit uriner dans son pantalon et avoir beaucoup de peine à retenir
ses excréments.

On constate, quand il parle, un nasonnement de voix très-
prononcé ; le verre d'eau qu'on lui donne à boire est rejeté en
partie. L'enfant tremble sur ses jambes et ne sent pas complètement les objets froids sur lesquels il marche. Quand on lui donne
la main, il ne la serre que faiblement.

Régime tonique ; bains froids; chaque jour électrisation.

L'enfant sort guéri trois mois et demi après son entrée.

Obs. X. — Le 17 janvier 1874 entre à l'hôpital Saint-Sauveur à
Lille, le nommé Pierre D..., âgé de 16 ans, d'un tempérament
assez vigoureux. Il déclare qu'il y a près de six semaines, il a gagné
le croup (sic) en couchant avec son frère un peu moins âgé que lui;
il a souffert beaucoup de la gorge ; il a rejeté beaucoup de membranes. Sa maladie, traitée par le médecin du bureau de bienfai-
sance, a duré vingt-sept jours ; puis il s'est cru guéri et s'est remis
un peu au travail, mais depuis trois jours il a été étonné de voir
que les boissons qu'il prenait lui revenaient par le nez.

Le 22 janvier, le malade, qui était faible des jambes, mais qui pouvait encore marcher, s'est vu dans l'impossibilité de le faire à cause, dit-il, de ses jambes qui ne le soutenaient plus et qu'il sentait comme engourdies.

Les 23 et le 24, il sent des fourmillements dans les deux mains et dans le bras droit. Le 25, on le trouve couché en décubitus dorsal sans pouvoir changer de position, les membres inférieurs dans l'extension, les supérieurs légèrement fléchis ; impossibilité pour le malade de les mouvoir et de les soulever.

En lui faisant serrer ma main dans la sienne je constate que sa main gauche serre un peu plus fort que la droite. La sensibilité est bien conservée ; la vue n'est pas troublée; les sens sont intacts. Les fonctions s'accomplissent bien ; pas de paresse intestinale ; pas d'incontinence d'urine ni de paralysie rectale.

L'appétit est bon ; le pouls plein ; la paralysie du voile du palais a disparu.

Vin de quinquina, régime tonique, perchlorure de fer à l'intérieur, frictions volatiles.

Pendant quinze jours je n'ai plus revu le malade ; vers le 10 février, je le retrouve à l'hôpital dans un fort bon état ; les forces sont assez revenues pour lui permettre de se lever un peu. Depuis je n'ai pas eu l'occasion de revoir le malade.

TRAITEMENT.

Dans le traitement du croup, il est indispensable de tenir compte de deux éléments et de les attaquer ensemble. Il est possible, assez probable même, qu'au début d'une maladie communiquée la lésion locale existe seule ; pour ce motif, faut-il chercher à l'anéantir sur place dès le début du traitement ? Mais l'expérience, l'étude des épidémies et surtout la nature spécifique du mal, la présence d'accidents généraux consécutifs à des diphthéries dans lesquelles la fausse membrane n'a pas eu que peu de durée et une étendue très-restreinte, montrent suffisamment qu'il y a eu, dès la première manifestation apparente du mal, une altération du sang, un vice interne quelconque, produisant les accidents consécutifs dont je viens de traiter. De là, outre le traitement local, la nécessité d'un traitement interne général.

Il n'entre pas dans mon plan de passer en revue et de discuter les nombreuses médications employées contre le croup ; quelques mots sur le traitement prophylactique, et j'aborderai aussitôt l'étude des moyens usités pour la guérison des paralysies consécutives. Jusqu'à présent, la [médication prophylactique ne repose que sur des idées théoriques plus ou moins ingénieuses, mais sans valeur réelle.

M. Racle, de Constantine, a proposé un traitement préventif non-seulement du croup, mais de la diphthérie tout entière, traitement consistant dans l'emploi de l'acide acétique : « C'est, dit-il, la continuité d'un travail incessant d'observation qui a déterminé ma conviction, et elle est telle qu'au milieu d'une épidémie de croup, j'affirme, avec une pleine confiance aux parents qui m'appellent pour un enfant que l'on croit en danger qu'il n'y a aucune crainte à avoir, et je n'ai jamais été démenti par un seul fait contraire. Je suis aujourd'hui si fermement persuadé de l'efficacité de ce moyen, que je prie instamment tous mes confrères des provinces où règnent souvent de grandes épidémies de croup, d'essayer ce moyen préventif ; j'affirme qu'ils ne verront plus l'affection atteindre plusieurs membres d'une famille, etc. »

Devant une affirmation de succès aussi positive, j'ai cru devoir indiquer cette médication prophylactique, sans toutefois y ajouter la moindre confiance. Dans l'antiquité elle fut employée, car je trouve dans Celse les lignes suivantes : « Asclepiades multarum re-

rum, quas ipsi quoque secuti sumus, auctor bonus,
acetum ait quam acerrimum esse sorbendum. » Liv. IV,
cap. IV. (*De faucium morbis acutis.*) Depuis, l'acide
acétique, les acétates ont été souvent employés sans
qu'on ait signalé de bons effets ou des propriétés en
quelque sorte spécifiques, contre les manifestations diphthériques. J'ai moi-même observé dans certaines
localités du Nord, une prophylaxie entièrement analogue ; pendant une épidémie de croup, les parents fai-
saient mâcher à leurs enfants dix à douze feuilles d'o-
seille, matin et soir, dans le chimérique espoir de voir
tout danger écarté ; je me hâte de dire qu'il n'en a rien
été. La plupart des règles prophylactiques posées ne sont
que de banales considérations d'hygiène ; le seul pré-
cepte à suivre est celui de Carnevale : « Cede cito, longin-
« quum abi, seriusque reverte », et d'Alaymus, qui dit :
« Caveant angue pejus parentes suos filios secum gerere
« ubi puerulus hoc modo infirmatur ; et, si in domo
« ejus continget, statim alios pueros valetudine fruen-
« tes separent. »

Les paralysies consécutives au croup se rencontrent
surtout chez les enfants dont l'organisme est très-
déprimé. Soutenir, remonter les forces, tel doit donc
être le but du traitement; aussi, la médication tonique
est-elle la seule qui donne d'excellents résultats. L'ali-
mentation même forcée sera la principale base du régime réparateur; les toniques névrosthéniques, le quinquina, le café, les préparations ferrugineuses concou-
rent au même but; les antispasmodiques ne serviront
que comme adjuvants. Si la paralysie est légère, limitée
soit au voile du palais, soit aux muscles de l'œil, etc.,

Felhoen.3

on administre le vin de quinquina, 50 à 100 gr. ; on l'extrait à la dose de 2 à 4 gr. ; le perchlorure de fer, de 20 à 30 gouttes dans un verre d'eau froide, qu'on donne par gorgées, de manière à en faire avaler 4 ou 5 gr. dans les 24 heures, et immédiatement après chaque gorgée, une ou plusieurs gorgées de lait non sucré. Aubrun, Isnard, Dax de Sommières et nombre de praticiens ont obtenu ainsi de rapides guérisons. Cette médication reconstituante, jointe à l'électrisation, suffira dans la plupart des cas.

Mais si la paralysie est plus étendue, si elle atteint les membres supérieurs ou inférieurs, les muscles du tronc, du thorax, si le nerf optique lui-même est lésé, il faut aux moyens précédents ajouter les frictions sèches aromatiques, le bain de moutarde, l'enveloppement dans un drap sinapisé, le massage et surtout l'hydrothérapie. Niemeyer dit s'être très-bien trouvé des affusions froides dans un bain chaud, comme l'excitant le plus énergique dans les paralysies diphthériques ; il ajoute que, dans les familles où l'on ne recule pas devant ce moyen, on aura des succès beaucoup plus marqués que dans d'autres où l'on ne parvient pas à vaincre le préjugé qui existe sur ce traitement. Haüner, de Munich, cite également deux observations où il employa l'eau froide et obtint une rapide guérison. Cette médication, que Hufeland préconisait déjà, mérite certainement plus de faveur que celle dont elle a joui jusqu'à présent ; aux médecins qui l'ont expérimentée, surtout en Allemagne, elle a donné d'heureux résultats ; j'ai vu moi-même, ainsi que je le constate dans l'observation 8, une paralysie des extenseurs du bras droit disparaître en un court espace de temps.

Dans tous les cas de paralysies consécutives au croup, M. le docteur Windriff donne la strychnine qui excite l'appétit et réveille la contractilité musculaire; teinture de noix vomique 5 à 10 gouttes à prendre dans la journée dans un julep ou un sirop; ou bien, strychnine 0, 10 centigr., mucilage Q. S. pour XX pil., à prendre d'abord une dans la journée, puis une matin et soir jusqu'à ce qu'il survienne des secousses musculaires.

Il faut aussi avoir soin de ne donner que peu de boissons ou d'aliments à la fois, afin d'en éviter le rejet par les narines, dans le cas de paralysie du voile du palais; j'ai pu observer à deux reprises différentes la nécessité de nourrir par la sonde œsophagienne.

Par ces divers moyens, les paralysies diphthériques disparaissent peu à peu au bout de deux ou trois mois, quelquefois plus tôt, rarement plus tard. Je ne pense pas qu'elles soient jamais passées à l'état chronique.

CONCLUSIONS.

1° Le croup, manifestation d'une maladie générale, spécifique, appelée diphthérie, est une maladie ancienne, mais dont la connaissance des caractères anatomiques est récente.

2° Les accidents paralytiques consécutifs ont été certainement connus aussi, sans que l'on ait noté cependant la relation de cause à effet.

3° Ces paralysies sont dues à une altération spéciale des troncs nerveux, qui détermine une infiltration des gaînes se produisant lentement et aboutissant généralement à une résorption complète.

4° Les paralysies consécutives au croup les plus fréquentes sont celles du voile du palais ; plus rarement, celles des muscles de l'œil, des membres inférieurs et supérieurs, des muscles du tronc.

5° Le régime reconstituant et les toniques forment la base du traitement.

Paris. A Parent, imprimeur de la Faculté de Médecine, rue Mr-le-Prince, 31.

www.ingramcontent.com/pod-product-compliance
Ingram Content Group UK Ltd.
Pitfield, Milton Keynes, MK11 3LW, UK
UKHW021032120726
13693UKWH00005B/2291